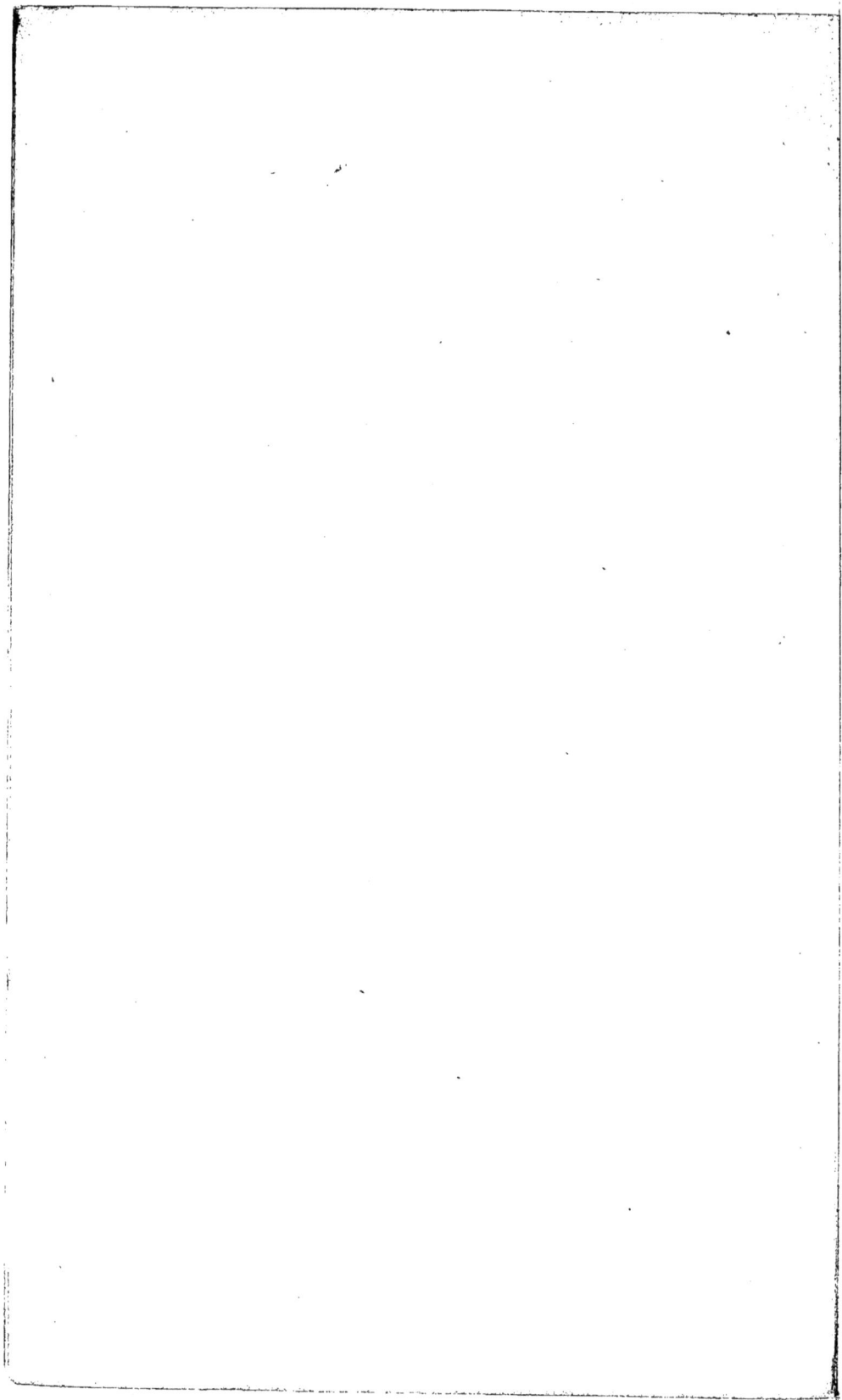

DU

PRÉTENDU VITALISME

DE BICHAT

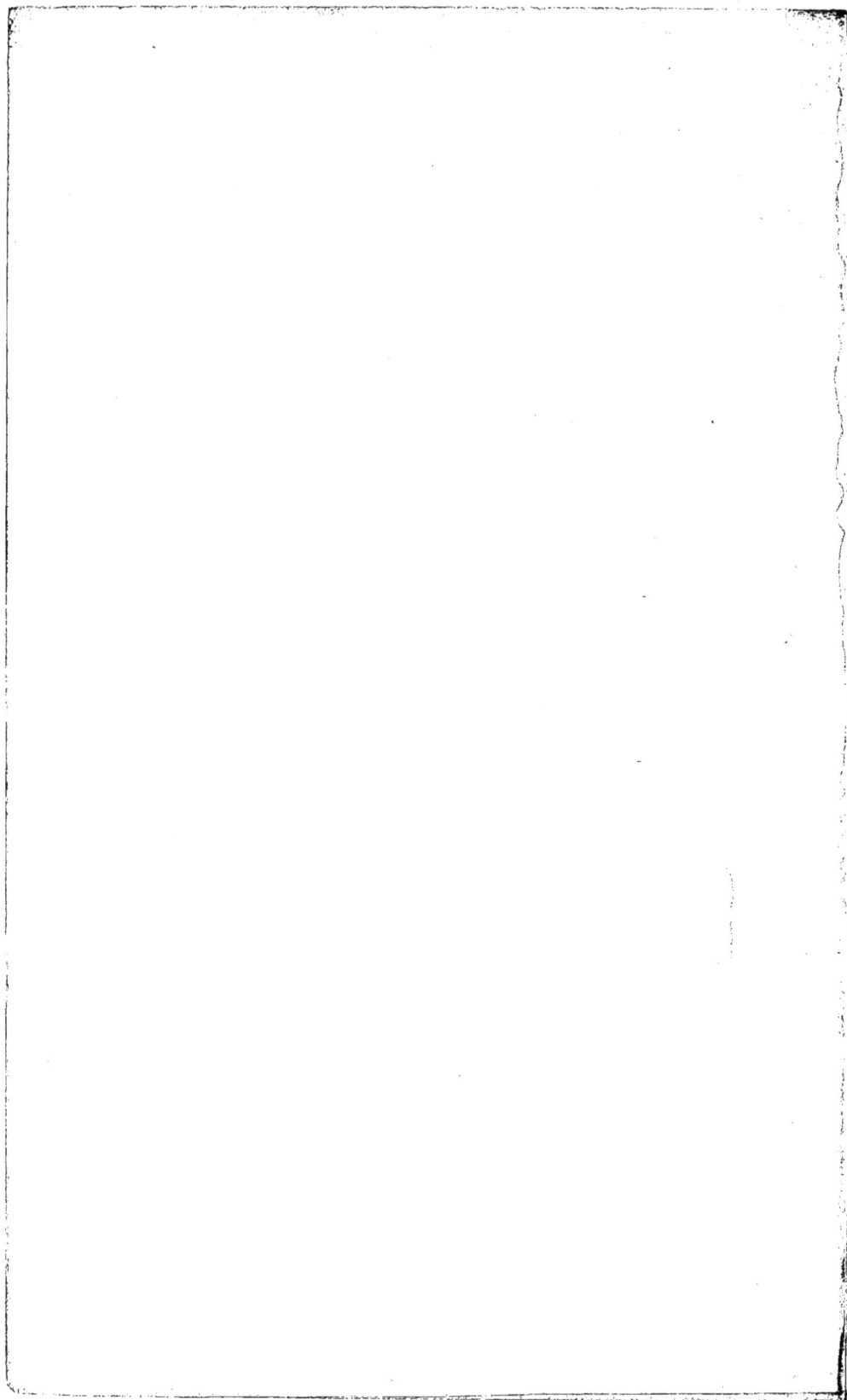

DU

PRÉTENDU VITALISME

DE BICHAT

PAR LE DOCTEUR

MARCHAL, DE CALVI.

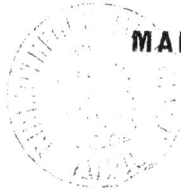

Extrait de l'Union Médicale (nouvelle série) des 24, 26 et 28 Juillet 1860.

PARIS

AUX BUREAUX DE L'UNION MÉDICALE,

RUE DU FAUBOURG-MONTMARTRE, 56.

1860

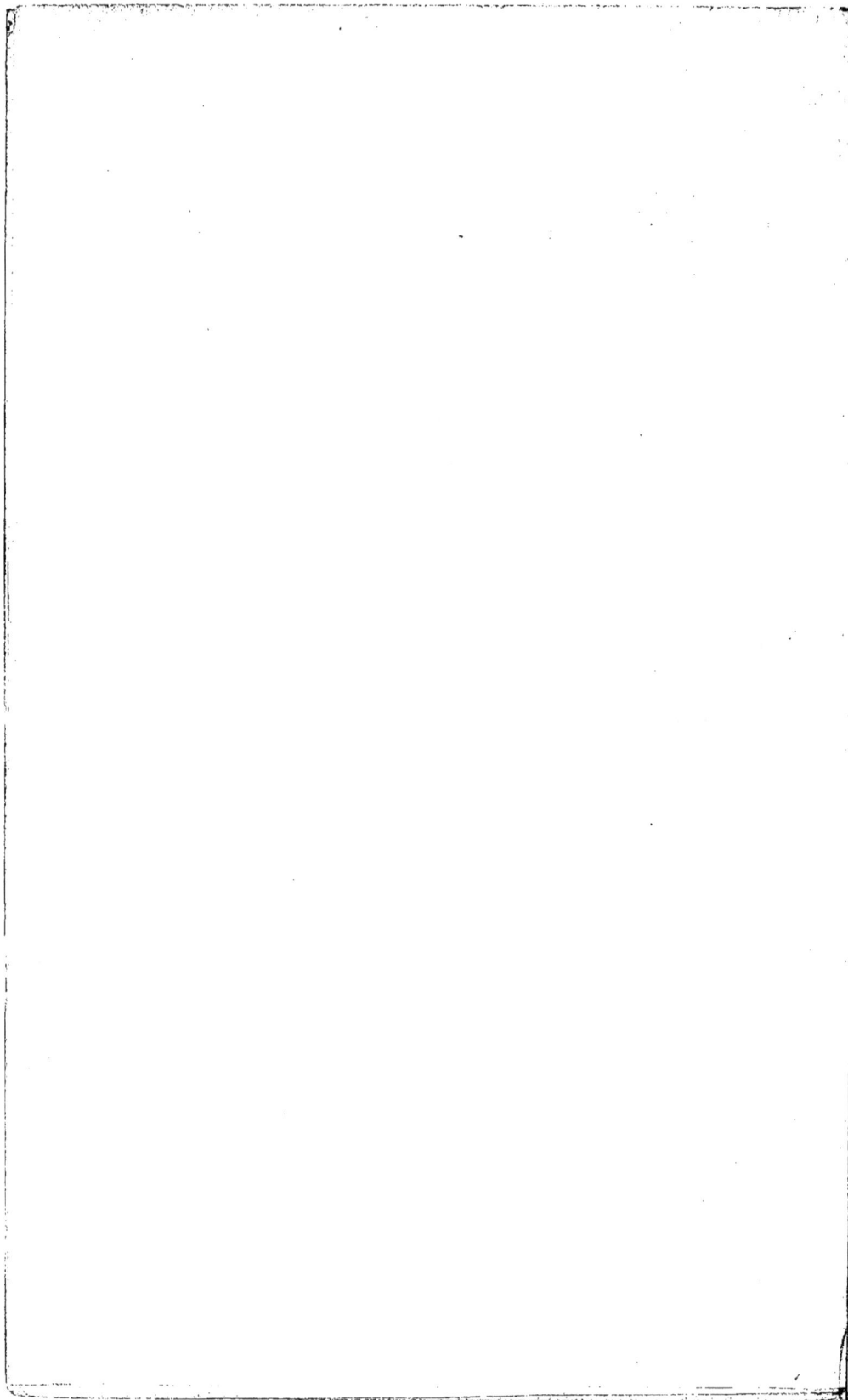

PRÉTENDU VITALISME

DE BICHAT

L'étude suivante sur Bichat, extraite de mon cours sur *une doctrine holopathique,* m'a paru offrir un intérêt d'actualité, eu égard à la discussion qui se poursuit à l'Académie de médecine. Ce qu'on a appelé là le vitalisme n'est qu'une fausse étiquette. Il ne s'agit pas, en effet, de savoir si *la matière vivante a des manifestations qui lui sont propres, qui n'appartiennent qu'à elle,* ce qui revient à dire que la matière *vivante* a des manifestations *vitales.* La question, ainsi posée, serait fort simple, beaucoup trop simple, et l'on aurait bien raison de dire qu'il n'est pas besoin de discuter plus longtemps. Mais le vitalisme ne se déduit pas des *manifestations;* il se déduit du *principe* des manifestations, qu'on appelle ce principe φυσις , ενορμων, *impetum faciens, vis insita, vis vitæ, vis essentialis, archeus faber, esprit recteur, principe de mouvement et de génération, living principle to generating motion, principe vital,* etc., etc. On peut ne pas admettre ce principe, et, pour mon compte, je m'en passe facilement; mais alors on n'est pas vitaliste. C'est bien le moins qu'on sache ce qu'on pense et ce qu'on est.

I

J'appelle topo-iatrie (1), et l'on peut appeler aussi *localicisme,* la doctrine médicale qui fait prédominer la notion de siége dans l'histoire et dans le traitement des maladies.

C'est la doctrine de l'École de Paris. Elle règne. Le vitalisme proteste du fond de la

(1) De τοπος, lieu et ιατριχη, médecine.

province, mais c'est en vain, parce qu'il est entaché de métaphysique et parce qu'il parle de loin. La topo-iatrie prévaut : il lui suffirait pour cela d'avoir domicile dans la métropole. Plus souvent qu'on ne croit, en matière de science et surtout de médecine, la prépondérance est une question de géographie.

La vraie question n'est pas entre l'organicisme et le vitalisme; elle est, dans l'organicisme même, entre le petit et le grand organicisme, entre la topo-iatrie et l'holopathisme; entre la doctrine qui, dans la considération des maladies, fait prédominer la notion particulière de siége ou de lésion et la doctrine qui fait prédominer la notion générale de nature, de diathèse ou d'holopathie.

Et quand nous disons que la question est entre ces deux doctrines, nous n'entendons pas que l'une doive exclure l'autre; nous entendons seulement que l'une des deux, la topo-iatrie, qui empiéte et prévaut, règne et gouverne, doit, au contraire, se ranger et se subordonner.

En somme, ce n'est pas, à proprement parler, une réforme, c'est une synthèse qu'il faut réaliser, en ayant soin de mettre chaque chose à sa vraie place, le général au-dessus du particulier.

On a multiplié les faits particuliers; il n'en faut dédaigner aucun. Mais il faut rattacher ces faits particuliers, si nombreux et si divers, au petit nombre de faits généraux qui les gouvernent. On ne peut y parvenir que par l'induction.

La médecine nouvelle doit donc être synthétique et inductive.

Cela dit, voyons comment la topo-iatrie s'est constituée; nous rechercherons plus tard comment elle s'est développée jusqu'au degré d'épanouissement où nous la voyons aujourd'hui.

II

Une erreur générale consiste à voir dans Bichat un vitaliste. Bichat est un organicien et un localisateur. Bien plus, la topo-iatrie date de lui. C'est lui qui la formule.

Nous allons essayer de le démontrer; il faut qu'on nous permette quelques développements.

Bichat établit la distinction de la vie en vie *organique; nutritive* ou *végétative,* et en vie *animale* ou *de relation,* ou s'il ne l'établit pas, il se l'approprie par la netteté avec laquelle il l'expose, par la richesse des conséquences qu'il en déduit.

A chacune des deux vies correspondent deux propriétés, qu'il appelle *vitales,* parce qu'elles n'appartiennent qu'aux êtres vivants.

Ces deux propriétés sont la sensibilité et la contractilité : sensibilité et contractilité *organiques;* sensibilité et contractilité *animales.*

Tous les êtres vivants possèdent la sensibilité et la contractilité organiques, parce que tous se nourrissent.

Les végétaux, vivant de la seule vie nutritive, n'ont que ces deux propriétés.

Les animaux, vivant, en outre, de la vie extérieure ou de relation, y ajoutent la sensibilité et la contractilité animales.

Tandis que la contractilité animale est une propriété simple et indivisible, la contractilité organique est distinguée en contractilité *insensible*, qu'on n'aperçoit pas, ou *tonicité*, et en contractilité sensible, qui est apparente, ou *irritabilité*.

Les végétaux n'ont que la première, la tonicité; l'autre, l'irritabilité, appartient en propre aux animaux.

Par la contractilité organique insensible, les matériaux nutritifs, dont le choix appartient à la sensibilité organique, cheminent dans les vaisseaux, chez le végétal comme chez l'animal; mais, chez ce dernier, il y a de plus la contractilité organique sensible, qui se subordonne les mouvements de l'estomac, de l'intestin, etc.

La sensibilité organique n'aboutit pas à la perception; la contractilité organique, sensible ou insensible, ne procède pas de la volonté.

Sensibilité organique non perçue, contractilité organique involontaire, sensibilité animale aboutissant à la perception, contractilité animale procédant de la volonté, telles sont les propriétés au moyen desquelles l'organisme le plus compliqué réalise tous les actes vitaux.

III

De cette doctrine physiologique, Bichat déduit une doctrine pathologique :

Dans l'inflammation, il y a exaltation de la sensibilité organique et de la contractilité organique insensible. Au contraire, dans certaines infiltrations, dans certaines tumeurs blanches, il y a diminution de ces propriétés.

Le vomissement, la diarrhée, beaucoup de phénomènes, dépendent d'un trouble de la contractilité organique sensible.

La douleur, sous toutes ses formes (démangeaison, cuisson, tiraillement, etc.), se rapporte à une altération de la sensibilité animale.

Les convulsions, les paralysies, sont dues, les premières, à l'exaltation, les autres, à la diminution ou à l'abolition de la contractilité animale.

Prenez tous les phénomènes des maladies, dit Bichat, vous n'en verrez pas un qui ne puisse être attribué à un trouble, augmentation, diminution, abolition ou altération des propriétés vitales.

IV

Dès que les phénomènes des maladies se réduisent à des altérations des propriétés vitales, la thérapeutique se réduit à ramener ces propriétés à l'ordre naturel.

Il y a donc une thérapeutique des propriétés vitales comme il y a une pathologie des propriétés vitales.

Ainsi se complète la construction doctrinale ébauchée par l'immortel jeune homme qui créa l'anatomie générale.

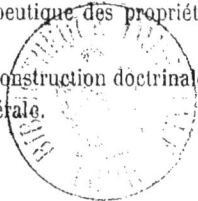

Les émollients modèrent la sensibilité et la contractilité organiques; les fortifiants, les excitants, les relèvent.

L'émétique, les drastiques, augmentent la contractilité organique sensible dans l'estomac, dans l'intestin ; d'autres médicaments la dépriment.

La sensibilité animale est-elle élevée jusqu'au degré de la douleur ? On l'apaise par les préparations narcotiques, qui agissent soit sur la partie douloureuse, soit sur le cerveau.

La contractilité animale est-elle exaltée, comme dans les convulsions? On la réfrène au moyen des antispasmodiques. Faut-il, au contraire, la ranimer dans les paralysies? On a le choix parmi les moyens capables de produire une vive excitation à l'extérieur : frictions, urtication, vésicants, etc.

Bichat n'entend pas, d'ailleurs, offrir un plan nouveau de matière médicale, et avoue ingénument n'y avoir pas assez réfléchi.

De même, en envisageant les rapports des phénomènes morbides avec les propriétés vitales, il n'a pas entendu tracer une classification des maladies.

V

Toutefois, il fournit des éléments à cette classification, en distinguant :

Des maladies dans lesquelles la cause réside dans les fluides ;

Des maladies qui troublent spécialement la vie animale, et des maladies qui altèrent particulièrement la vie organique ;

Des maladies sympathiques ;

Des maladies organiques et d'autres qui laissent le tissu des organes intact ;

Des maladies aiguës et des maladies chroniques ;

Des maladies *indépendantes de tout principe inhérent à l'économie, et d'autres qui proviennent d'un semblable principe, comme quand les vices vénérien, scrofuleux, scorbutique, dartreux, etc., règnent dans l'ensemble du système et y attaquent alternativement les divers organes.*

VI

D'après Bichat, le sang peut être vicié : 1º par le produit altéré de l'absorption intestinale, laquelle se réduit pour lui à l'absorption du chyle ; 2º par l'absorption cutanée; 3º par l'absorption pulmonaire ; 4º par l'absorption accidentelle à la surface des plaies, des ulcères.

Mais, dit-il, « Puisque, d'une part, les propriétés vitales siègent essentiellement dans les solides, et que, d'une autre part, les phénomènes maladifs ne sont que des altérations des propriétés vitales, il est évident que les phénomènes morbifiques résident essentiellement dans les solides. »

Comme Galien, Bichat est humoriste et solidiste. Est-il, comme Galien, en même temps vitaliste? Si, à ses yeux, les propriétés vitales avaient une existence propre et distincte (*ea quæ impetum facient*), il le serait évidemment. Mais on verra qu'il n'en n'est rien. C'est là précisément que réside la longue et générale erreur qu'il est temps enfin de réfuter.

VII

Relativement aux maladies provenant de principes *inhérents* à l'économie, Bichat professe que ces principes existent d'abord à l'état local et ne se généralisent que consécutivement. Voici le passage où il le dit, passage infiniment remarquable par l'application qui y est faite de l'anatomie générale à la théorie des diathèses :

« Considérez les vices dartreux, psorique, vénérien, cancéreux, etc., *lorsqu'après avoir cessé d'être des maux locaux, ils se sont généralement répandus :* ils affectent alternativement divers tissus, suivant le rapport qu'a avec eux la sensibilité organique de ces tissus. Or, c'est presque toujours isolément qu'ils les attaquent; jamais un organe en totalité n'est affecté par eux dans toutes ses parties : Que dis-je? Si deux de ces vices règnent en même temps, l'un peut se fixer sur un tissu, l'autre sur un autre tissu du même organe. Ainsi l'estomac, les intestins, le poumon, etc., peuvent être attaqués par deux diathèses différentes, et qui s'y trouveront cependant absolument indépendantes, parce que chacune sera fixée sur un tissu différent, l'une sur le muqueux, par exemple, l'autre sur le séreux. »

Voilà, dans Bichat, la notion de diathèse, précise et formelle. Ni Broussais, Ni M. Rostan, ni M. Piorry, n'admettront cette notion fondamentale. Bichat décroît et se mutile dans sa descendance doctrinale.

VIII

Bichat, on le voit, multiplie et jette à pleines mains les grands aperçus, comme s'il avait le fatal secret de sa vie si courte.

Le jour où il tomba de toute sa hauteur, après avoir achevé de s'infecter dans une dernière recherche anatomique, si horriblement rebutante, que les compagnons habituels de ses travaux s'étaient enfuis, ce jour-là, qui était le 19 messidor an X, la médecine, frappée au front, fut livrée au petit organicisme et à la topo-iatrie, parce que, de tant d'idées léguées par ce fécond et puissant esprit, une seule, la plus étroite, l'idée exclusive de siége et de localisation devait être recueillie et développée.

IX

Revenons sur nos pas.

De ce que Bichat admet des propriétés vitales, s'ensuit-il qu'il soit vitaliste comme on l'entend, c'est-à-dire qu'il admette des propriétés vitales distinctes et indépendantes?

Sur cette question, M. Rostan est très affirmatif, très absolu : M. Rostan, entre tous, car à cet égard, il y a une sorte de consentement général. Il est accepté unanimement que Bichat est le créateur d'un nouveau vitalisme, d'une espèce de poly-vitalisme, le vitalisme des propriétés.

X

Voici, textuellement, l'assertion de M. Rostan sur le prétendu vitalisme de Bichat :

« Justement frappé de la grandeur de la découverte de Newton, admirant les résultats immenses que les sciences physiques retiraient d'un certain nombre de lois auxquelles on pouvait rapporter tous les phénomènes de la nature anorganique, étonné de la précision, de la clarté, de l'invariabilité de ces lois, Bichat ambitionna la gloire du mathématicien anglais et voulut faire pour les sciences physiologiques ce qu'il avait fait pour les sciences physiques. Sans discuter d'abord si les lois physiques étaient des propriétés inhérentes à la matière anorganique, ou bien, si, indépendantes de ces corps, elles les précédaient et devaient être considérées comme la cause de leur existence, il admit *à priori* cette dernière hypothèse. Il regarda la gravitation, les affinités, etc., comme des forces, des principes, des causes enfin de tous les phénomènes physiques. Il ne vit pas que ces lois n'étaient établies que comme des hypothèses, des abstractions, des formules enfin pour la commodité du langage ; il les prit pour des réalités, parce que les physiciens les regardaient comme des causes dans leur langage de convention. »

Voilà, certes, une assertion formelle et précise ; elle est au moins aussi inexacte. On se demande où l'auteur a puisé ses renseignements, et d'où lui vient cette tranquille assurance dans l'erreur.

Ce n'est pas sans regret que l'on peut être amené à combattre un homme tel que M. Rostan. Observateur précis, clinicien plein de méthode et de clarté, professeur et écrivain élégant, par ses talents, par ses services, comme par sa bienveillance et par l'extrême distinction de sa personne, M. Rostan commande la sympathie et le respect.

Mais, sans parti pris d'injustice, et, au contraire, avec une entière bonne foi, croyant avoir fondé la topo-iatrie sous le nom d'organicisme, parce qu'il en a présenté une formule personnelle et développée, il a été amené à frustrer Bichat et Broussais en tant que fondateurs de cette doctrine, et c'est par là qu'il donne prise à la critique.

XI

Bichat aurait donc, d'après M. Rostan, considéré l'attraction, l'affinité, comme des *forces indépendantes,* comme des *réalités.* Où a-t-on vu cela ?

« Attirées, dit-il, l'une par l'autre et par leur soleil, les planètes décrivent leurs courbes éternelles ; les eaux, les airs, les pierres, etc., se meuvent ou tendent à se mouvoir pour s'en approcher. »

Où est-il question là de forces *indépendantes* en vertu desquelles les planètes seraient attirées, au lieu de s'attirer elles-mêmes ?

Parlant des corps bruts et des corps organiques, des propriétés physiques et des propriétés physiologiques, Bichat dit péremptoirement :

« Ces propriétés sont tellement INHÉRENTES aux uns et aux autres, qu'on ne peut concevoir ces corps sans elles. Elles en constituent l'ESSENCE et l'ATTRIBUT. »

Comment faut-il parler pour se faire comprendre, puisqu'en s'exprimant ainsi, Bichat a pu être si mal interprété ? Ce qui est INHÉRENT à une chose, en est-il distinct et séparé ? Quand on dit, par exemple, que *la pesanteur est inhérente à la matière,* voudrait-on dire que la pesanteur est distincte de la matière ? L'ATTRIBUT ; qui est-ce qui caractérise un individu ou une chose, l'ESSENCE qui fait qu'une chose est ce qu'elle est, peuvent-ils être distincts de cet individu ou de cette chose ?

Bichat dit encore :

« Le chaos n'était que la matière sans propriétés : pour créer l'univers, Dieu la doua de gravité, d'élasticité, d'affinité, etc., et, de plus, une portion eut en partage la sensibilité et la contractilité. »

La matière organique est *douée* de sensibilité et de contractilité comme la matière brute est *douée* d'élasticité, etc., et bien évidemment, dans la pensée de Bichat, la sensibilité et la contractilité ne sont pas plus distinctes et indépendantes de la matière organique que l'élasticité n'est distincte et indépendante de la matière. Et qui oserait faire à la mémoire de Bichat l'insulte de prétendre qu'il aurait pu considérer l'élasticité comme une propriété existant par elle-même et indépendante de la matière ?

Dans un autre passage où il développe un bel et grand aperçu, Bichat dit aussi :

« En passant de temps à autre dans les corps vivants, la matière *se pénètre,* par intervalles, des propriétés vitales, qui se trouvent alors unies aux propriétés physiques. »

Ainsi, la matière *se pénètre* de sensibilité et de contractilité comme elle *était pénétrée* de pesanteur ; c'est-à-dire qu'elle devient sensible et contractile comme elle était pesante.

Où donc a-t-on vu, dans Bichat, qu'il admit des propriétés vitales indépendantes ?... Il faut pourtant bien qu'on l'ait lu, puisqu'on le cite !

XII

Mais il y a plus, et nous allons présenter un argument sans réplique, si tant est que l'on pût répliquer quelque chose aux arguments qui précèdent.

Une fois, Bichat a l'occasion de s'expliquer sur les abstractions, sur les *entités spirituelles ;* c'est quand il parle d'un principe unique qui présiderait aux phénomènes vitaux ; voici comment il s'exprime :

« Ce principe, appelé vital par Barthez, archée par Van Helmont, etc., EST UNE ABSTRACTION QUI N'A PAS PLUS DE RÉALITÉ que n'en aurait un principe également unique qu'on supposerait présider aux phénomènes physiques. »

Voilà donc ce que Bichat dit des *abstractions ;* comment ce brillant et audacieux, mais juste et sévère esprit, parle des chimères. Et quand il exclut avec ce dédain une *abstraction* qui serait le principe même de la vie générale, on veut qu'il admette des *abstractions* qui seraient le principe de la vie particulière des organes! De quel droit supposerait-on une contradiction aussi choquante de la part d'un tel homme!

XIII

Il est très vrai que Bichat parle des propriétés comme si elles existaient par elles-mêmes. Elles sont augmentées, diminuées, altérées; tout s'y rapporte, et l'action des organes, et les maladies, et l'action des médicaments. Tout se fait par elles, et l'on dirait qu'il n'y a qu'elles, ou du moins que, présentes partout, elles sont pourtant en dehors de tout et supérieures à tout.

Certainement; mais n'est-ce pas ainsi que les chimistes parlent de l'affinité, les physiciens de la gravité; et cependant est-il un chimiste, est-il un physicien qui considèrent l'affinité ou la gravité comme ayant une existence propre et distincte?

Quand je parle de la blancheur d'un corps, de sa dureté, au lieu de dire qu'il est blanc et dur, est-ce que je me fais l'idée que sa blancheur et sa dureté existent par elles-mêmes, indépendamment de lui?

XIV

Il faut s'entendre une bonne fois sur les abstractions : il y a ce que j'appellerais les abstractions *nominales* ou abstractions *logiques* et les abstractions *substantielles* ou *ontologiques*. Les premières sont un besoin de l'esprit et du langage, et comme le disait Gerdy, on ne peut guère parler et écrire sans y avoir recours; les autres sont de simples et vaines créations de l'imagination. Les premières sont des formules, et les autres des fictions.

M. Rostan, soit dit en passant, a une telle aversion pour les abstractions qu'il ne veut même pas des abstractions *nominales* ou *logiques,* c'est-à-dire des abstractions inévitables. Ainsi, il repousse l'idée et le nom de contractilité. On ne le croirait peut-être pas; mais voici ses paroles : « Le muscle se *contracte*. Pourquoi, sinon parce qu'il est organisé, tissu, disposé pour se contracter, qu'il reçoit des nerfs pour cela, et non parce qu'il est doué de contractilité, ce qui ne signifie absolument rien. » Pardon! répondrons-nous; cela signifie qu'étant ainsi organisé, tissu et disposé, comme vous dites, il est contractile, ce qu'on exprime aussi bien, pour la commodité du langage, en disant qu'il est doué de contractilité. Et l'on ne suppose pas pour cela qu'il y ait dans le muscle un *esprit*, qui s'en irait comme il serait venu, et qui serait la contractilité. On dit la contractilité du muscle, la contractilité de la fibrine, comme on dit la blancheur et la minceur du papier, sans supposer que la blancheur et la minceur soient des abstractions *substantielles*.

XV

Au reste, comment Bichat appelle-t-il la sensibilité et la contractilité? Il les appelle des propriétés. Or, qu'est-ce qu'une propriété? *C'est ce qui appartient essentiellement à une chose.* Cela seul suffirait, car ce qui appartient *essentiellement* à une chose ne peut avoir d'existence que dans cette chose et par cette chose, et en est inséparable autrement que par un artifice logique.

XVI

Chose inouïe, pour prouver que Bichat croit à l'indépendance des propriétés vitales, M. Rostan démontre par des citations que le spiritualiste docteur Rullier y croyait avec ferveur; et, chose encore plus incroyable, il ne s'aperçoit pas que ces citations mêmes détruisent sa propre affirmation relativement à Bichat. On va en juger.

« Nous pensons, dit Rullier, que la dénomination de *propriétés vitales,* si communément employée par les modernes pour désigner avec Bichat les forces de l'organisme vivant, est vicieuse et ne peut être conservée, *attendu qu'elle ne donne pas une idée convenable de la* PUISSANCE *ou du* PRINCIPE ACTIF *qu'elle doit exprimer.* »

A la bonne heure! voilà un homme qui sait ce que signifie le mot propriété; aussi il n'en veut pas. Mais Bichat, qui n'entendait exprimer ni une PUISSANCE, ni un PRINCIPE ACTIF, a raison d'en vouloir.

Rullier, poursuivant pour son propre compte, dit encore :

« Au moment de la mort, tous les organes existent incontestablement; ils se trouvent assez souvent, pour l'anatomiste le plus exact, *sans lésions appréciables.* Qu'ont-ils donc perdu pour être si différents d'eux-mêmes? Nous répondrons sans hésiter : *Les propriétés actives ou les forces qui les ont animés.* »

Voyez-vous, s'écrie alors M. Rostan, voilà bien qu'il est établi et reconnu qu'il y a, dans l'organisme vivant, *un être à part qu'on peut en séparer, qui l'anime, lui donne la vie et préside à tous ses actes.*

Oui, certes; mais par qui cela est-il *établi* et *reconnu?* Et de quel droit ose-t-on conclure de Rullier à Bichat?

XVII

« Ce qu'il a d'évident comme la lumière, c'est que ces deux grands maîtres (Barthez et Bichat) sont *foncièrement* vitalistes. »

Cette fois, c'est l'éminent professeur Bouillaud qui parle. Ainsi s'exprimait-il dans la mémorable discussion qui eut lieu, à l'Académie de médecine, en 1855, à l'occasion d'une lecture de M. Piorry sur le traitement de la variole, discussion que M. Bousquet, par une attaque très vive, fit passer du particulier au général.

La *Revue médicale,* qui est comme le journal officiel du vitalisme, et que M. Bouillaud cite lui-même dans un de ses discours, ne s'est pas trompée au vitalisme de Bichat, et formule à cet égard ce jugement très remarquable et très catégorique :

« Bichat, par son invention des deux vies dans l'homme, l'une organique et l'autre animale, se trouve doublement vitaliste : le malheur, c'est que ces deux vies, chez Bichat, n'étaient autre chose que ce qu'étaient les puissances vitales chez Haller, des PROPRIÉTÉS ORGANIQUES : de sorte que le double vitalisme de Bichat revient à un ORGA-NICISME doublé de beaucoup de matière. »

Voilà comment des gens qui s'entendent en vitalisme et en font profession, jugent le vitalisme de Bichat.

Du reste, Barthez n'était pas plus vitaliste que Bichat, si par vitalisme il faut entendre une doctrine qui admettrait l'existence indépendante ou l'autonomie du principe vital, et on ne peut l'entendre autrement.

Barthez était un sceptique, et son principe vital, de son aveu le plus formel, n'était autre chose qu'une *formule* logique.

XVIII

Dans la onzième édition du *Dictionnaire de Nysten,* véritable *Compendium* des sciences naturelles, MM. Littré et Robin justifient implicitement la signification donnée par Bichat au mot propriété, en donnant de ce mot la définition suivante :

« C'est, disent-ils, le mode d'activité qui appartient en propre à chaque corps, qui lui est inhérent, qui lui permet d'agir d'une manière déterminée sur nous et sur les autres corps. »

Ils ajoutent que la propriété peut aussi être appelée une force.

Ils distinguent, dans la nature, la matière brute, mais non pas inerte, et la matière organisée, et voient, dans la matière en général, quatre espèces de propriétés : propriétés *mécaniques,* propriétés *physiques,* propriétés *chimiques* ou *moléculaires,* enfin, propriétés *vitales* ou d'*ordre organique,* qu'il a bien fallu, disent-ils, appeler d'un nom particulier puisqu'elles s'appliquent à des faits particuliers, qui sont en même temps les faits les plus élevés de la nature.

Ils admettent la distinction de la vie en vie végétative et en vie animale, et reconnaissent : *dans l'activité végétative :* 1º la nutrition, seule propriété générale ou commune à tous les êtres vivants; 2º le développement ; 3º la reproduction ; *dans l'activité animale :* 1º l'innervation ; 2º la contractilité.

Dans ces grands faits généraux qu'ils appellent des propriétés, ils voient d'autres faits à abstraire, d'autres propriétés : dans la nutrition, l'absorption et la sécrétion ; dans l'innervation, la sensibilité, la pensée, la motricité.

Enfin, dans leur théorie de l'activité des corps organisés, ou de la vie, MM. Littré et Robin font entrer les *propriétés de tissu :* en sorte que rien ne manque pour que cette théorie reproduise celle de Bichat, agrandie et modifiée selon les progrès et les changements accomplis dans l'étude des sciences naturelles.

Accusera-t-on MM. Littré et Robin de créer des fantômes parce qu'ils admettent des propriétés vitales au même titre que Bichat, eux qu'on appelle à bon droit des *posi-*

tivistes, eux les représentants et les ministres d'Auguste Comte dans l'ordre de la médecine, eux enfin qui proclament, avec ce rénovateur, la fin de l'ère métaphysique?

XIX

Résumons-nous et concluons sur le prétendu vitalisme de Bichat.

Bichat ne dit nulle part que les propriétés vitales soient distinctes et indépendantes, comme l'entendait Rullier.

Bichat dit, au contraire, qu'elles sont INHÉRENTES à la matière, qu'elles en sont l'ESSENCE et l'ATTRIBUT.

Il parle des propriétés vitales comme il parle des propriétés physiques, de l'élasticité, par exemple, propriété qui, assurément, ne saurait être considérée comme indépendante de la matière.

Enfin, il rejette le principe vital parce que c'est une création de l'esprit *dénuée de réalité.*

Donc c'est faussement et gratuitement qu'on l'a regardé comme le créateur d'un néo-vitalisme.

Bichat n'est pas vitaliste (1).

XX

Bichat est le promoteur de la topo-iatrie.

Heureusement pour sa mémoire, le créateur de l'anatomie générale a d'autres titres à l'admiration et à la reconnaissance des hommes.

Bichat est mort à 31 ans. On peut croire que son œuvre anatomique était achevée. Certainement, et on l'a bien vu depuis, il n'était pas allé aussi loin que possible dans l'analyse élémentaire des tissus, mais il avait marqué la voie et parcouru le premier stade. Il avait fait une découverte et réalisé un progrès, ce qui n'était pas arrivé depuis Harvey.

On pourrait même soutenir que sa découverte est plus générale, plus étendue, que celle de l'immortel Anglais, et ce n'est pas un médiocre honneur pour notre pays.

Mais, je le répète, on a lieu de croire que, dans cette voie, sa tâche était accomplie,

---

(1) Non, Bichat n'est pas vitaliste, pas plus que MM. Littré et Robin, qui admettent comme lui des propriétés vitales, ne sont vitalistes.

Ces questions sont fort délicates, et il n'est pas étonnant que des esprits, même très distingués, mais quelque peu endurcis par la longue habitude de l'analyse anatomique, se méprennent en y touchant, au point de regarder comme le vitalisme une apparence, un fantôme de doctrine qui serait le vitalisme de ce personnage comique qui, un quart d'heure avant sa mort.... offrait encore des *manifestations* vitales.

Je suis heureux de pouvoir, en ce débat, invoquer l'autorité d'un publiciste éminent, M. Dechambre, qui, en 1855, lors de la discussion académique à propos de la variole, soutint l'opinion que je soutiens, et par les mêmes arguments.

Je m'accuse de n'avoir pas connu plus tôt ce que M. Dechambre écrivit alors. Je me serais fait un devoir de le citer autrement que d'une manière incidente et dans une simple note. C'eût été justice envers lui, et profit pour moi.

et qu'il fallait une phase ou une ère avant que, par l'application de la microscopie à l'analyse des parties vivantes, l'anatomie *générale* devint l'anatomie *élémentaire*, qui n'est pas moins toujours l'anatomie générale ; car si profondément que l'on descende dans l'étude intime de l'organisation, aujourd'hui et à jamais, ce sera toujours sous la persistante influence et en quelque sorte sous la conduite du grand initiateur français.

Bichat, selon toute apparence, allait donc changer la direction de ses efforts, et après un court passage dans la chirurgie, où le retenait sa reconnaissance envers la mémoire de Desault, mais où il n'aurait pas tardé à se sentir à l'étroit, il aurait appliqué son génie à l'étude de la médecine.

Son INTRODUCTION à l'*Anatomie générale,* travail exubérant, plein de grandes vues médicales, mais rapide et confus, est l'indice et la preuve de cette transition.

La mort le frappa à ce moment, comme pour empêcher le même homme de s'élever successivement à deux sommets dans le domaine du savoir ?

Il est impossible de juger Bichat comme médecin. Il n'a fait que donner une consigne. Est-ce bien de propos délibéré qui l'a donnée ? N'a-t-on pas exagéré son principe ? Ne semble-t-il pas qu'on l'ait pris au mot, avant qu'il ait pu s'expliquer, avant même qu'il ait eu le temps de réfléchir ?

XXI

Toujours est-il que ce mot a été dit, et ce mot le voici :

« QU'EST L'OBSERVATION SI ON IGNORE LA OU EST LE SIÉGE DU MAL ? »

Si Bichat avait pu se douter que cette proposition sous forme interrogative était destinée à devenir une devise, probablement il eût trouvé une autre rédaction.

Quoi qu'il en soit, cette proposition fait voir que, suivant Bichat, dans la considération des maladies, la notion de siège est prédominante.

On ne sait rien, ou ce que l'on sait ne sert à rien, si l'on ignore le siége du mal. Telle est la formule et en même temps l'erreur de la topo-iatrie. Erreur, car il importe peu que la manifestation de la scrofule, par exemple, soit une arthropathie du genou, ou une kératite ulcéreuse, ou une adénite cervicale ; ce qui importe, c'est la nature scrofuleuse de la manifestation. Quelle que soit la *forme* d'un symptôme herpétique, et quel que soit son *siége,* ce qui importe, c'est la nature herpétique du symptôme.

Ce n'est pas le siége, c'est la nature qui prédomine en fait, et ce n'est pas la notion de siége, c'est la notion de nature qui doit prédominer dans la doctrine.

Pour la topo-iatrie, tout est local ou primitivement local.

Il en est ainsi pour Bichat, qui admet des maladies *inhérentes* à l'organisme, c'est-à-dire des maladies générales, mais qui professe que ces maladies sont primitivement locales.

Broussais le dira après lui, plus explicitement, et notamment du cancer !

Or, sans parler de ce qu'on appelle généralement les diathèses, qui sont des holopathies à marche lente et apyrétiques, l'examen quelque peu attentif d'autres holopathies très communes, à marche aiguë, telles que la variole, la scarlatine, la rougeole, prouve surabondamment et aurait sans doute prouvé à Bichat qu'il s'en faut que toutes les maladies générales soient primitivement locales : c'est, au contraire, le cas le moins commun. Ni la scrofule, ni la cacochymie tuberculeuse, ni la cacochymie cancéreuse, ni la diathèse urique, etc., n'ont cette provenance topique de la syphilis et de la pustule maligne.

XXII

Bichat proclame donc la suprématie du siége dans la considération des maladies, et provoque les médecins à la recherche des lésions locales.

Les médecins se mettent à l'œuvre avec une émulation et une ardeur qui font ressembler l'École médicale du commencement de ce siècle à la grande école littéraire de la Restauration.

C'est le même enthousiasme, la même confiance, la même fièvre de rénovation, et le même dédain du passé. Toute doctrine faisant acception des vices constitutionnels est honnie sous le nom d'humorisme. On ne mit jamais plus d'empressement et plus d'accord à répudier les anciens dieux.

A partir de ce moment, les médecins prennent volontiers le titre d'oservateurs, et l'art d'observer consiste à bien préciser les altérations locales ou lésions, et les signes qui leur correspondent.

Nier les services rendus par l'école médicale issue de Bichat serait un acte d'ingratitude et une injustice. A Dieu ne plaise! La topo-iatrie a des titres à l'admiration et à la la reconnaissance. On l'attaque parce qu'elle est exclusive.

Quand on dit, par opposition au petit organicisme, car la topo-iatrie n'est pas autre chose, que c'est assez d'analyse et qu'il faut enfin une synthèse, on exprime une erreur en même temps qu'une vérité. Si, en effet, il est temps d'élever un monument avec les matériaux déjà rassemblés, il n'est pas moins utile et nécessaire d'en recueillir incessamment de nouveaux. On ne connaîtra jamais trop les organopathies. On ne saurait les étudier trop minutieusement.

Mais il faut que, des organopathies, on remonte aux holopathies, dont elles sont l'expression et le résultat. Or, c'est là ce qu'on ne fait pas, ou du moins ce qu'on ne fait pas assez, parce qu'on a perdu l'habitude de se recueillir, parce que le raisonnement est en interdit, parce que la théorie est un objet de risée et de mépris, parce que la raison ne semble plus exister que pour se nier, parce que la passion des faits locaux est devenue une idolâtrie et une tyrannie.

La médecine, telle que nous la voyons, est comme un monument dont on n'aurait achevé que le portique. Il est juste de dire que ce qui est achevé l'a été grâce au travail de l'école médicale de Bichat.

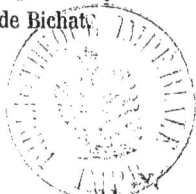

XXIII

Avant Bichat, des dénominations comme celle-ci : *inflammation du bas-ventre*, *inflammation d'entrailles*, *inflammation de poitrine*, avaient cours en médecine et indiquaient le vague et l'insuffisance des connaissances anatomo-pathologiques.

Par la précision avec laquelle il distingua les tissus divers dont les organes se composent, Bichat fut amené et amena les esprits à déterminer rigoureusement, non seulement l'organe malade, mais, dans cet organe, le tissu ou les tissus affectés ; et cette application de l'anatomie générale à la pathologie fut un progrès notable dans la doctrine des organopathies : un élève passionné de Bichat, Gasc, qui fut un de mes maîtres au Val-de-Grâce, le fait remarquer expressément dans l'*Introduction* de sa *Dissertation inaugurale sur la fièvre puerpérale*.

Voilà donc le service important rendu par Bichat à la médecine. Mais il est ordinaire qu'un progrès ait sa rançon dans la préoccupation abusive à laquelle il donne lieu. Préciser rigoureusement le siége des lésions, c'était le progrès ; faire prédominer la notion de siége au point de prétendre que sans elle l'observation ne serait rien, c'était l'abus. Bichat, s'il avait vécu, aurait peut-être reconnu l'exagération de son principe. Ses successeurs, prenant ce principe à la lettre, réduisirent la pathologie aux simples organopathies. Pendant plus d'un demi-siècle la médecine mutilée dédaigna ses plus belles traditions et ses plus grands enseignements. Il est vrai que ce long espace de temps ne fut pas perdu, et que la partie purement expérimentale et analytique de la médecine se développa jusqu'à un degré voisin de la perfection.

XXIV

On adresse quelquefois à l'école médicale issue de Bichat le reproche de matérialisme.

Les faits médicaux étant d'ordre matériel, ce reproche, au premier abord, semblerait inexplicable et injustifiable.

On peut cependant l'expliquer et même le justifier ; car s'il est vrai que les faits médicaux, considérés en eux-mêmes, ne sont pas autre chose que des faits matériels, il ne l'est pas moins qu'ils n'ont de signification et de valeur que par le travail de la raison. Or, l'école de Bichat constate et ne raisonne pas ; elle ne s'élève pas du visible à l'invisible, de la lésion, effet, à la maladie, cause, et, quoiqu'elle procède d'un puissant généralisateur, elle néglige le général pour le particulier. Elle réduit la science à l'observation brute, à la matière observable ; et c'est dans ce sens qu'elle est matérialiste.

XXV

Il a été question tout à l'heure de la dissertation de Gasc sur la *fièvre puerpérale*, dissertation élaborée avec soin par un médecin instruit et consciencieux. On y surprend, à sa source, l'influence de Bichat sur la médecine, et, sans risque d'erreur, car ce travail fut soumis, avant l'impression, au grand anatomiste, qui en approuva la doctrine.

Or, qu'est-ce que la fièvre puerpérale pour Gasc? Une maladie locale, une péritonite. Il commence par établir que le meilleur moyen d'éclairer une question de pathologie, *c'est d'y porter le flambeau lumineux de l'analyse,* de l'analyse anatomique, bien entendu. On voit là le style et la préoccupation dominante du temps. Il ajoute :

« Si nous en faisons l'application (de l'analyse) à la solution de la question qui nous occupe, on apercevra aisément que la maladie connue sous le nom de *fièvre puerpérale,* n'est qu'une affection locale primitive, accompagnée d'un mouvement fébrile qui lui est propre, ou compliquée d'une autre fièvre primitive décrite dans la classe première de la *Nosographie.* »

Il pose et résout à sa manière les quatre questions suivantes, ce qui montre d'ailleurs que nous n'avons pas exagéré en parlant du soin avec lequel il a étudié son sujet :

« 1º La maladie connue sous le nom de fièvre puerpérale est-elle une fièvre essensentielle?

» 2º Est-elle une inflammation de matrice?

» 3º Est-elle une inflammation des viscères du bas-ventre?

» 4º Est-elle une inflammation du péritoine?

Enfin, il conclut « *que la maladie dite* fièvre puerpérale *n'est qu'une inflammation du péritoine, avec une fièvre secondaire ou primitive, et à laquelle on doit donner le nom de péritonite simple ou compliquée, à la suite des couches.* »

Johnston, dans sa dissertation *De febre puerperali* (1779), et l'anatomiste Walter (J. Gotlieb), dans *De morbis peritonei et apopl.* (Berolini, 1785), rattachèrent, les premiers, le siége de la fièvre puerpérale au péritoine, sans rien laisser à désirer sous le rapport de la précision. Gasc ne manque pas de les citer; mais, poursuit-il, leurs vues n'avaient rien de général, et, au surplus, leurs découvertes n'ayant pénétré en France que tardivement, Bichat n'en eut pas connaissance.

« Dans cette occasion, comme dans bien d'autres, ajoute le disciple fervent, il eut tout l'honneur de l'invention ; et, dans son cours d'*anatomie pathologique,* il donna, le premier, une histoire exacte de la péritonite, dans le développement de laquelle il traita, d'une manière générale, de la fièvre puerpérale. »

La doctrine de Pinel sur la fièvre puerpérale ne différait pas de celle de Gasc, à qui il emprunta des observations, ce qui n'était pas un médiocre honneur.

Voilà donc comment l'école anatomo-pathologique de Bichat comprend, dès l'abord, une question capitale.

Dans la fièvre puerpérale, elle n'envisage que la lésion locale, l'inflammation péritonéale, la manifestation.

Elle voit, dans l'accouchement, une violence qui dispose à cette inflammation; au-dessus, elle ne voit pas l'état général complexe, facile à déterminer, sans lequel le

traumatisme puerpéral serait bien loin d'avoir aussi souvent une si redoutable consé-
quence.

Elle confond dans un monstrueux rapprochement la péritonite de l'homme et la
péritonite de la femme en couches.

Elle ne voit pas que, pendant neuf mois, sans parler des modifications subies par
le système nerveux, le sang de la femme a éprouvé de profonds changements qu'on
peut appeler des altérations, et que les *matériaux* d'une grande sécrétion y sont tout
prêts à se porter là où le traumatisme pourra les fixer, s'ils ne sont pas utilisés suivant
l'ordre naturel, et si une cause occasionnelle, telle qu'une vive impression morale ou
un refroidissement, intervient.

L'école aperçoit le fait local consécutif; elle n'aperçoit pas le fait général primitif.

Elle ne remonte pas de ce qui se voit avec les yeux du corps à ce qui ne se voit
qu'avec les yeux de l'esprit.

Elle constate et ne déduit pas.

Elle demeure dans la donnée purement matérielle des faits.

C'est sa caractéristique et son vice.

Je crois avoir démontré ces deux propositions :

1. Bichat n'était pas vitaliste, et l'erreur générale à ce sujet provient de ce que généralement on parle du vitalisme sans une information suffisante, chacun imaginant un
petit vitalisme particulier, dans l'ignorance du vrai.

II. La topo-iatrie procède de Bichat et a sa formule dans Bichat.

J'entends dire la topo-iatrie moderne, car il y a une topo-iatrie ancienne, procédant
de Galien, qui faisait déjà consister tout le problème pathogénique dans la détermina-
tion de la partie lésée et de la *diathèse* ou *état* de cette partie (le mot diathèse ayant ici
un sens tout différent de celui que nous lui donnons).

La topo-iatrie moderne commence donc à Bichat. Nous la verrons passer par Pinel,
Prost, Broussais, M. Rostan, etc., etc., pour aboutir, d'une part, au synorganopathisme
de M. Piorry, de l'autre à l'école micrographique.

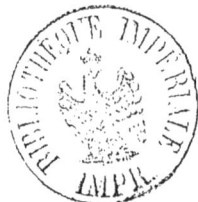

Paris. — Typographie Félix Malteste et Cᵉ, rue des Deux-Portes-St-Sauveur, 22.

www.ingramcontent.com/pod-product-compliance
Lightning Source LLC
Chambersburg PA
CBHW060525200326
41520CB00017B/5126